MI VIDA FRENTE AL AUTISMO

Marisa Estrada Barquet

PROLOGO

El trastorno de espectro autista es un trastorno neurobiológico del desarrollo que se manifiesta durante los tres primeros años de vida y que perdura durante toda la vida.

Los principales síntomas son dos, deficiencias persistentes en la comunicación y en la interacción social.

Las personas que padecen este trastorno generalmente suelen mostrar comportamientos muy extraños, repetitivos y auto estimulantes como el aleteo de manos, caminar de puntitas o el balanceo del cuerpo, entre otros.

Generalmente evitan el contacto físico, suelen presentar hipersensibilidad táctil, olfativa, gustativa y auditiva y su umbral del dolor predomina por ser muy alto.

Una gran número de personas portadoras de autismo no hablan o presentan mutismo selectivo y si el lenguaje existe generalmente es literal (ósea que reproduce lo mismo que escucha) y muchos de ellos no entienden de bromas, chistes, dialogo de doble sentidos, etc.

Su contacto visual tiende a ser nulo o dura muy poco y ellos generalmente no tienen la capacidad de poder observar e interpretar la expresión de la cara de su interlocutor, muchos de ellos no acostumbran realizar la sonrisa social, pero saben sonreír e incluso suelen reírse de cosas que a la gran mayoría de la gente común no le causa risa.

En los niños portadores de autismo hay ausencia total de juego simbólico.

Datos provenientes de estudios científicos afirman que la causa del autismo podría ser biológica (con una influencia muy elevada de diversos factores biológicos) y no una alteración psicogenética como se solía afirmar antiguamente (expresión clínica de un trauma psicológico).

Esta información permitió a los especialistas elaborar muchísimos programas de atención psicopedagógicas individualizadas con el fin de poder ayudar a mejorar ciertos síntomas y conductas de niños, jóvenes y adultos, portadores del trastorno del espectro autista.

La noticia de que tu hijo es portador de autismo es una de las peores noticias que una madre puede recibir y desafortunadamente a mí me toco escucharla hace algunos años.

Mi hijo es un joven portador de autismo y hoy quiero platicarles como un buen día, logré identificar a "un gran maestro" dentro de un cuerpo y una mente totalmente fuera de control.

Cuando llega el "autismo" a nuestras vidas el mundo se pone de cabeza, el dolor logra nublar cualquier oportunidad de ver lo bueno dentro de lo "malo", por llamarlo de alguna manera o modo y el sufrimiento, la conmiseración, la compasión y el sentimiento de culpa se apoderan totalmente de mí.

Pero una vez que llega la aceptación descubro a mi gran maestro, porque eso es mi hijo para mí, un ser que al perder (por autismo) toda habilidad adquirida (al año y medio aproximadamente), él me comienza a enseñar, a guiar y quizá hasta bendecir mi existencia, a través de su inesperada discapacidad, integrándome a un nuevo proyecto de vida, en un mundo para ambos, totalmente desconocido e incierto, muchas veces doloroso y sombrío, pero lleno de amor real e incondicional.

Mi hijo se llama Jonathan Alejandro, para mí él es un milagro de vida desde su concepción. Llego para "cambiar" mi existencia y la de todo ser que le permita tener contacto directo con su mundo, el complejo mundo del autismo.

La vida a su lado no ha sido sencilla, lograr una comunicación efectiva entre dos mundos totalmente diferentes es un trabajo de titanes, es un reto entre lo esperado, lo anhelado y lo imposible, es una reafirmación diaria de fe, valor y esperanza. Nuestras vidas han estado llenas de milagros, de manifestaciones de la presencia permanente de "Dios", un Dios misericordioso, bueno y leal que me acompaña en cada paso que doy, en la búsqueda interminable de una mejor calidad de vida para mí hijo.

Muchos de los cambios logrados, de los avances significativos de Alex, fueron logrados con mucho amor, el amor de Dios que nos permitió ser perseverantes y principalmente, llenarnos de muchísima paciencia, tolerancia y disciplina.

Durante el proceso de su desbloqueo descubrí que Alex es un ser que transforma. Hoy puedo decir sin temor a equivocarme que a mí me transformo totalmente, cambio mi modo de pensar, de sentir, de percibir la vida, de ver a la gente, cambio mis anhelos, mis prioridades, mis sueños, me hizo una persona fuerte (después del proceso de aceptación) logró hacerme una persona mucho más comprensiva, sensible, caritativa, humilde (Con eso no Quiero decir que nuestra vida sea fácil).

Gracias a él puedo afirmarles que "soy una guerrera" (orgullosa de serlo), que vive sin expectativas, llena de fe y esperanza, aceptando con serenidad, lo que nos tocó vivir y todo lo que la vida nos ofrece día con día.

A su lado entendí que todo es nuestro, más nada nos pertenece, que estamos de paso en ese mundo, que todos tenemos una encomienda de nuestro creador (en mi caso es Dios) y al terminar con ella partiremos de este mundo terminando así con nuestra experiencia terrenal; entendí que lo único realmente importante es el "servicio" y éste es amor en su máxima expresión, y que son el amor y el servicio, los sentimientos que deben mover a todo ser humano en esta experiencia de vida.

Cuando digo "amor" y "servicio" me refiero a niveles de calibración de conciencia, conciencia mental y espiritual, que nos llevan a querer actuar lo más parecido al comportamiento que nos mostró Jesús en su paso por el mundo, tratando de pensar y actuar siempre por el bien común, pero sin olvidar nuestra esencia, porque tenemos que ser amor (y lo somos) para poder brindarlo.

Mi contacto más directo con "Dios" es mi propio hijo y no existen palabras para poder agradecer a mi creador ese privilegio. Esta oportunidad de "servir" incondicionalmente a quien más amo, por el resto de mi existencia "terrenal" es un poco complicada, pero verdaderamente hermosa.

EL ES UN GUERRERO:

Si yo he sufrido en este intento permanente por lograr una mejor calidad de vida para mí hijo, él en verdad se lleva la peor parte y aun así, me sonríe y sigue aquí, en esta experiencia terrenal, luchando conmigo de manera incansable, demostrándome que todo es como tiene que ser. Que "el destino" o "la vida" así lo decidió y nosotros somos compañeros de lucha en este complicado proyecto de vida, en el que ambos tenemos que aprender el uno del otro para poder salir adelante.

Debo admitir que el miedo al fracaso, a lo incierto, a lo desconocido, y el inmenso dolor ante lo que no terminaba de entender (el trastorno autista) me paralizaron infinidad de veces, con fe y esperanza, una y otra vez tenía que empezar de cero; el "amor" hacia mi hijo, la confianza en Dios y la esperanza por verlo mejor, me llenaban de fortaleza y día a día, continúo hasta la fecha buscando oportunidades para lograr, una mejor calidad de vida para él.

Mi hijo me llevo a descubrir que no solo son reales las cosas que se pueden ver, tocar y sentir, quien en verdad cree logra captar lo que otros no pueden percibir.

Yo aprendí tantas cosas, mis sentidos despertaron, adquirí la capacidad de poder sentir que Alex me amaba sin poder escuchar sus palabras, descubrí sus necesidades sin saberlas, mis sentidos se agudizaron gracias a él, a su vulnerabilidad, a su discapacidad, a lo que nos tocó vivir.

Algunos escritos bíblicos dicen que "Jesús" se niega a ver en toda desgracia un castigo de Dios y es por ello que hoy yo puedo ver en mi hijo, (en el trastorno autista), un regalo del cielo.

La fe que encontré al tener a mi hijo conmigo, es la capacidad de descubrir los fines y los medios de mí creador, para que yo entienda que debo cumplir con ciertas misiones terrenales. Alex es el medio que me permite aprender a dar y recibir amor verdadero y totalmente incondicional.

Poder vivir actuando y pensando siempre dentro del amor, es el único fin. Obvio que vivo en el intento permanente y que como buen Ser viviendo la experiencia terrenal en el mundo del ego, siempre fallo, pero eso no me detiene para seguirlo intentando.

Mi "gran maestro" (como le llamo a mi hijo) me enseño a oír sin escuchar y a ver sin poder mirar. A transmitir mi amor sin poder tocar, a percibir la presencia divina sin juzgar, me enseño a no cuestionar más, me enseño a dejar de quejarme y comenzar a actuar,; el amor de Dios en mi vida tiene un nombre, y este es "Alex".

Puedo asegurarles que Dios está aquí (vive en nosotros mismos), que comparte día con día cada una de nuestras experiencias terrenales, su amor es infinito y aunque nuestros sufrimientos de vida nos aparten de él, por olvido voluntario ante el dolor, él jamás nos abandona, su amor sigue firme porque no hay amor más fiel que el que Dios siente por cada uno de nosotros.

Lograr entender esto no fue nada fácil, me llevo algunos años, en los que sufrí, por permitirle a mi ego controlarme, al miedo dominarme, a la autocompasión derrotarme hasta creerme vencida, lloré inconsolablemente ante la falta de humildad para aceptar una vida con la que no soñé, un destino que no pedí, un presente en el que sentía que yo nada podía manejar, ni controlar.

La discapacidad de mi único hijo fue el dolor más intenso que la vida me mando, y digo fue porque al permitirle a Dios tomar el control de mi vida, todo aquello paso a ser solo un recuerdo, a Dios gracias dejó de doler y aquello que solo era sufrimiento se transformó en "agradecimiento" a mi creador, logré comprender que él, a través de mi hijo me dio la oportunidad de experimentar el amor en su máxima expresión. Acepte que me tocó "servir" por el resto de mi existencia y me quedó claro que quien no vive para servir, tampoco sirve para vivir"

BREVE HISTORIA DE MI VIDA:

Provengo de una familia de clase media baja, que radicaba en el bello puerto de Progreso. Fui creada por mí madre una mujer "guerrera" quien a su manera me brindo la mejor infancia y adolescencia. Mi sueño desde que tengo uso de razón fue el que nos muestran en los cuentos de hadas, de hecho el de la cenicienta era mi favorito y di por sentado que mí príncipe llegaría en algún momento, me casaría, tendría tres hijos y sería feliz por siempre.

Para no hacer tan larga la historia déjenme contarles que tuve tres novios formales y aunque estuve a punto de casarme dos veces, el matrimonio jamás se concretó. Aun así pensaba que no estaba todo perdido y decidí ser madre soltera.

Este quien esté a mi lado, que ni me propongan matrimonio (solía ya afirmar) porque yo ya había tomado mi decisión y jamás me casaría. La proposición de matrimonio no volvió a llegar, pero eso ya no me importaba, yo quería ser madre, mi sueño de vida, mi cuento de hadas había cambiado, yo había creado mi propia historia con un final de lujo, mi hijo y yo felices para siempre.

Por años busque la llegada de mi único hijo, y hasta que me di por vencida "Dios" decidió concederme el privilegio de ser madre. Mi embarazo trajo una enorme felicidad a mi existencia, y quizá un poco de vergüenza a mi familia (por ser madre soltera) pero eso jamás me importo porque mi hijo fue producto de amor y este sentimiento llenaba y llena de alegría mi ser, tenerlo conmigo era y es, mi máxima realización.

A mi lado jamás tuve una imagen paterna, no hizo falta y lo digo con toda sinceridad, mi madre supo cubrir a la perfección los dos roles y quizá gracias a ello tener un hombre en casa era un sueño, más no una necesidad.

Cuando más feliz estaba por mi embarazo aproximadamente a los tres meses, comienza el riesgo de perder a mi hijo y me mantienen varios meses en reposo absoluto por amenaza de aborto, yo solo podía levantarme para ir al baño, el ginecólogo afirmó que el riesgo de perder a mi hijo era muy alto, pero mi bebé se aferró a la vida (después de muchos momentos críticos) y a Dios gracias, todo pasó. Mi embarazo llegó a término el día ocho de octubre del año mil novecientos noventa y ocho, y al fin llegó a este mundo "mi gran maestro". El mejor regalo que Dios me pudo conceder, mi realización como mujer y madre. Aún recuerdo mi angustia y frustración de aquel día, yo estaba ya programada para que me realizaran cesárea (por desproporción céfalo pélvica) el médico que me atendió aquella tarde al ingresar al hospital (quien realizo la cirugía fue otro) se puso necio e intransigente. Insistió en mantenerme en urgencias, dijo que yo tenía que pasar por trabajo de parto antes de que se procediera a la cesárea, aun puedo recordar las palabras que dijo, una mujer que no siente las contracciones, que no sufre en el proceso, no puede ser madre.

¿Es en serio? Me preguntaba en mis adentros, fue inútil intentar hacerlo entrar en razón, ahí y en algunos hospitales hay seres con título (pocos afortunadamente) que se sienten dueños del mundo y hacen lo que les viene en gana con los pacientes. Lo risible es ¿qué podía saber ese médico de lo que siente una mujer al concebir? O la magnitud de los dolores durante el parto, si a él como hombre "Dios" no le concedió ese privilegio. Yo no entendía, ¿porque tenía que vivir esto? ¿Cuál era el mensaje que tenía que recibir? Además de todo lo que había pasado, ¿ahora me tocaba esto?, no daba crédito, afortunadamente para mí, se manifestó de nuevo Dios, el médico que me programó para la cesaría llegó de repente, me sacó de urgencias y me preparó para la intervención quirúrgica e Inmediatamente fui trasladada al quirófano. Aproximadamente a las seis de la tarde, pude tener a mi hijo en brazos por primera vez.

Sentí una emoción indescriptible, ya nada importaba, por la necedad de aquel médico que me recibió en urgencias se había retrasado la cesárea y mi bebé ya estaba con cambios de coloración en la piel. (Obscuro), hubo sufrimiento fetal, sin embargo los médicos lo reportaron en excelente condición. La piel de Alex estaba tan obscura que yo creí que sería moreno claro, como yo y su padre, pero con el paso de los días su piel recuperó su color normal y él es de piel clara.

Traté de olvidar todas las angustias y malos ratos vividos, ya lo único importante para mí era disfrutar de mi bebé, cuidarlo, atenderlo y brindarle todo mi amor. Mi gran maestro había llegado a su experiencia terrenal (claro, yo aún no sabía cuál era su misión) Me sentí la persona más feliz del mundo, Dios me había concedido el privilegio de ser madre. ¡¡¡Que dicha tan grande!!! "Qué sensación tan maravillosa"

El desarrollo de Alex fue aparentemente normal hasta los 18 meses (al año y medio aproximadamente).

Durante ese tiempo tuve la dicha de disfrutarlo al máximo, aún puedo escuchar su voz llamándome, ambos corriendo en la casa jugando, aún me veo durmiendo con él en la misma hamaca, contándole cuentos antes de acostarse, fue una época realmente hermosa. Puedo recordar que cuando le aplican la vacuna triple viral, a los tres días aproximadamente, fue cuando todo cambio para nosotros.

No puedo afirmar que la vacuna haya tenido algo que ver con la manifestación del autismo, yo hasta la fecha no logro entender lo que paso, pero lo acepto con amor porque sé que nada en esta vida pasa por casualidad, que todo lo que ocurre es como tiene que pasar y hay un propósito y un fin para todo. Lo que sí sé, porque lo sentí y lo viví, es que fue el sufrimiento más grande al que hasta hoy me tuve que enfrentar. Aquel niño amoroso, tierno juguetón de la noche a la mañana había perdido toda habilidad adquirida, yo perdí a mi hijo sin previo aviso, sin tener la más mínima posibilidad de poder ayudarlo, aquello fue devastador para ambos.

El pequeño Alex dejo de reconocerme, perdió el habla, dejo de controlar esfínteres, se quedó sentado viendo la tele y no se movió, ni para pedir agua. "El autismo" llegó, desconectando a mi hijo del mundo real, Alex ya no estaba más conmigo, dejo de mirarme a los ojos, de interactuar, de jugar, de reír, de hablar, yo no entendía nada, no sabía cómo ayudarlo, lo llevé inmediatamente con su pediatra, me sentía muerta en vida, fue tremendamente angustiante, doloroso, desesperante, ignoraba como manejar la situación, el pediatra no le dio importancia, me dijo, no tiene nada señora, así son todos los niños, ellos actúan, no le preste mucha atención y me mandó de regreso a casa, todo ello desquicio mi mente, destrozo mi corazón, perturbo mis emociones y me derrumbo de un solo golpe. Era obvio que algo ocurría, ¿Por qué el pediatra no se daba cuenta? Yo estaba muy alterada, estaba fuera de mí, era mi mundo el que se destruía en cuestión de horas y ¿nadie prestaba atención más que yo? Las consultas continuaron, todos los médicos me decían, señora es usted primeriza, tranquilícese, no pasa nada, su hijo está bien, está sano, únicamente la está manipulando.

Pero algo me decía que no era así, en el fondo las madres sabemos que algo está pasando. Ninguno sabía lo que en verdad ocurría. Los "especialistas" de la salud (con los que me topé) no sabían nada de autismo y al no admitirlo retrasaban poder brindarle alguna oportunidad de recuperación a mi hijo, ellos solo me ofrecían doparlo. (Darle psicotrópicos para mantenerlo tranquilo) ya que Alex con el paso de los días comenzó a reaccionar pero solo gritaba, agredía, se alteraba. Ahí me forme el criterio de que "los médicos" no estudian para buscar curas, sino remediar enfermedades y en el caso de Alex, que era un trastorno, con ellos, no teníamos esperanza alguna.

Como consecuencia de todo lo vivido viene "mi depresión" el sentimiento de culpa me invade y yo por algún tiempo vivo en el victimismo lo cual me impide seguir buscando ayuda, como nadie me la daba quizá creía que siempre sería igual. A Dios gracias me repongo rápido y me dedico a buscar respuestas, someto a Alex a muchas valoraciones médicas, después de muchas consultas con el pediatra del seguro social de mí ciudad, y el resultado de su última tomografía mi hijo es diagnosticado y la nota decía: trastorno generalizado del desarrollo con disfasia mixta, ya tenía un diagnóstico, pero ni idea de lo que estas palabras significaban, mucho menos de lo que la vida nos deparaba.

Los médicos ya sabían la causa del retroceso en su aprendizaje. No hay nada que se pueda hacer (me dijeron), observando aquel estudio del cerebro de Alex, el médico me dijo, "el autismo en el caso de su hijo no se cura", el daño es irreversible, quizá con terapias pueda, empezando de cero, lograr que adquiera algunas habilidades, pero para ser honesto, lo dudo mucho. Me llenaron de psicotrópicos y sin más explicación, me dieron de alta no sin antes decirme, lamento su perdida.

Esas palabras me clavaron una daga en el corazón, estaban matando en vida a mi propio hijo, al ser que es mi razón y motivo de vivir. Creí que todo había terminado para nosotros, cuando era todo lo contrario y apenas estaba comenzando, me fue imposible no llorar, veía a mi pequeño hijo en mis brazos aun privado por la anestesia y mi sufrimiento se agudizaba, no podía calmarme, hubiera dado mi vida por un panorama distinto, consideraba una injusticia lo que nos estaba pasado, me preguntaba ¿porque tuvo que ser así? Tenía que reponerme, Alex me necesitaba más que nunca y yo precisaba de Dios. Pero yo tenía que ser merecedora de luchar por la causa de "mi gran maestro" y esto implicaba aceptación total.

COMIENZA EL PROCESO:

Cuando Alex cae en "autismo" algo pasa en su interior que afecta su cerebro, sus capacidades, su estómago, su mente y todo su ser. Todas sus habilidades ya adquiridas desaparecen abruptamente. Aquel niño tranquilo, obediente, feliz, se vuelve agresivo, y empieza a ser intolerante, alérgico a todo. El asma y el insomnio se le presentan y se apoderan de él, por algunos años. Él no volvió a hablar, de su voz solo me quedaba el recuerdo.

Comenzaron las malas noches, Alex dejo de necesitar dormir, solo dormitaba, no media peligro (claro a los tres años ningún niño mide peligro), el ya no era el mismo, se la pasaba haciendo ruidos guturales, gritando, llorando, aleteando sus manos, dando vueltas en círculo, caminando en puntitas, golpeándose o agrediéndonos.

Yo no paraba de llorar, trataba de mostrarme fuerte pero creo que era inevitable que mi rostro, mis ojos, mi persona solo reflejaran tristeza y angustia, sentía desgarrado el corazón y vacía el alma. A los pocos meses después de un peregrinar entre pediatras, especialistas, neurólogos, paidólogos, yo comienzo a pensar que Alex y yo estorbamos en la vida de los demás, porque para ser honesta, lo que vivíamos ambos en casa no era más que dolor, sufrimiento e impotencia (así lo percibía, así lo veía) yo ya estaba cansada de mi misma, de la vida que llevaba, de llorar todas las noches a escondidas, de tener que mantenerme despierta utilizando tabaco y café las veinticuatro horas del día, para poder lograrlo y así poder vigilar a mi hijo que ya era noctámbulo.

Dormir ya no era posible, Alex no dormía, si nos daba de buenas lograba dormitar dos horas durante toda la noche. El tiempo que no dormía tenía que tener supervisión permanente porque hacia cosas muy extrañas y todo se metía a la boca. Alex no media peligro alguno. Abrazarlo aun así chiquito ya no me era permitido, su "trastorno autista" lo volvió intolerante al calor humano, el no permitía ninguna demostración física de afecto.

Se golpeaba la frente con el puño de sus manos, con toda la fuerza que su pequeño cuerpo le permitía (a la fecha aún vivimos esto si trasgrede la dieta) o intentaba mordernos, darnos cabezazos, empujarnos, arañarnos. Mi hijo no soportaba estar en su cuerpo, los ruidos le hacían llorar, daba la impresión de que algunos sonidos le taladraban sus oídos, teníamos que limpiar la casa tres veces al día (si no es que más) para minimizar los riesgos. Alex dejó de controlar esfínteres, de masticar, de mirar a los ojos, dejo de ser quien antes fue para pasar a ser, por su trastorno autista "mí gran maestro".

El empezaba a mostrarme "lo que nos estaba tocando vivir" con su sufrimiento y su comportamiento, así como lo indispensable y necesaria que era mí aceptación total para poder ayudarlo, para poder empezar a recorrer el interminable camino hacia su recuperación, en el extraño mundo que forzosamente, teníamos que seguir viviendo.

NOS QUEDAMOS SOLOS:

Al ser diagnosticado mi hijo como "portador del trastorno autista" comienza la desintegración familiar. No sé si fui yo, si fueron las circunstancias, si fue solo mi percepción, mi inmenso dolor, mi perdida, pero la luz que irradia la vida y la felicidad de vivirla se desvanecía muy apresuradamente amenazando con no volver jamás. Mis hermanos intentaron ayudarme pero no podían, no lograban encontrar la forma de hacerlo, quizá yo no sé los permitía, así que poco a poco se apartaron dejándome sola en este proceso, (si yo no sabía qué hacer, ellos mucho menos) sabía que compartían mi dolor y que estaban muy angustiados y desesperados pero no era el momento para poder hacer nada.

Mis amistades al principio intentaban acercarse, al saber que el trastorno de mi hijo era incurable, al ver mi nuevo modo de vida, lo que representaba estar a mi lado, fueron desapareciendo, y la verdad, aunque en ese entonces me llevo a victimizarme, con el paso del tiempo llegué a entenderlo, yo en su lugar habría hecho lo mismo.

Una sola de mis amigas no se quedó a mi lado, cuando menos para darme ánimos de salir adelante. Muchas veces me preguntaba a mí misma (intentando no reprochar, pero reprochando) ¿porque no tuve la oportunidad de disfrutar a mi hijo de modo común?, convivir con el cómo cualquier madre con sus hijos, poder disfrutarnos uno a otro, me parecía que las cosas que más anhelo, lo que más deseo, lo que más amo, me tenía que ser arrebatado por alguna razón incomprensible (eso solía afirmar) y de nuevo la conmiseración, la soledad, el dolor, la derrota, me llevan a un cuadro depresivo del que nadie supo más que yo y mi gran maestro (mi hijo) ya que era con él con quien platicaba en las madrugadas, aun sabiendo que no me comprendía. La idea de que Alex y yo debíamos abandonar el mundo empezó a correr por mi mente, me veía metiéndome al mar con mi hijo y caminando hasta que el agua cubriera totalmente nuestros cuerpos, afortunadamente, el solo pensar que algo podía fallar, que pese a todo mi hijo tenía derecho a la vida, me hicieron abandonar definitivamente cualquier pensamiento suicida, pero seguía yo muerta en vida y mi hijo perdido en un laberinto del que no lograba sacarlo.

Un buen día empieza el trabajo intensivo de "mí gran maestro" (mi hijo), ya que él con mínimos y esporádicos gestos de amor para conmigo logró sanarme el alma, y logra mantenerme anclada al mundo, a su mundo autista y es cuando yo logro llena de amor, entregarme completamente a él. Se preguntaran como ocurrió este milagro, Alex (quien ya no fijaba la mirada) empieza a dedicarme algunas miradas "solo para mí" eran momentos mágicos, generalmente era yo quien le decía veme Alex, ve mis ojos hijo, fíjate en mí, por favor y él dirigía su mirada hacia puntos perdidos, negándose totalmente a mantener contacto visual con migo, pero esas veces de las que les platico, las que me hicieron cambiar de actitud, él sin que yo se lo pidiera, tomaba mi cara con sus pequeñas manos y me miraba fijamente, era algo muy rápido, pero para mí era un "aquí sigo mama" (quizá eso quise interpretar) y más temprano que tarde mí "Dios" me permite "aceptar" con amor y humildad lo que nos tocó vivir, "el complicado y difícil mundo del autismo" brindándome la fortaleza suficiente para llenarme de valor y comenzar la lucha por salir adelante, iniciando la primera batalla (de una guerra interminable) contra este trastorno del autismo. Es así como mi "gran maestro" me da señales que me permiten percatarme de mi misión en esta vida y pese a lo difícil que resulta en algunos momentos nuestra nueva vida, tengo que admitir que somos muy afortunados.

MI MADRINA MARTHA:

La primera ayuda significativa que recibí fue de mi madrina de confirmación, cuando me quedé por primera vez sin capital para brindarle a mi hijo terapias alternativas y una mejor calidad de vida lo único que se me ocurrió fue pedir dinero prestado, mi madrina Martha solía prestar dinero así que acudí a ella, no tenía ni idea de cómo lo devolvería pero era necesario conseguir capital para poder ayudar a Alex así que tomé valor y me presenté a su casa, con mucha vergüenza le pedí el préstamo y ella solo me escucho, no hizo preguntas pero tampoco me respondió, me dijo vente mañana, te espero aquí a las diez. Creí que no me lo prestaría y no me equivoque, un poco desanimada me presenté a su casa al día siguiente tal y como habíamos quedado, yo jamás había pedido prestado, me sentía incomoda pero era necesario.

Alex necesitaba estudios, valoraciones médicas y yo tenía que moverme rápido, en el seguro social las citas con los especialistas estaban muy alejadas.

Mi madrina Martha me recibió en su casa y me dijo, no te voy a prestar el dinero, no puedo recordar mi reacción, porque ella de manera inmediata sacó un sobre con una cantidad significativa de dinero y me dijo, este dinero es para Alex, espero lo administres adecuadamente y le brindes al niño todas las atenciones que sean necesarias para poder descubrir su enfermedad. Agradecí de corazón mi primer milagro ya que sé que fue Dios quien a través de mi madrina me permitió recibir aquella ayuda, para poder iniciar con todos los tratamientos y terapias que Alex precisaba.

LA AYUDA MÉDICA LLEGA A CASA:

Un buen día Dios envía a mi casa a una doctora, ella ve a mi hijo y ambos crean un lazo que permanece hasta la fecha. Gracias a su pronta Orientación, inscribo a mi hijo al único centro de atención para personas con autismo en mi región y ella empieza a estudiar sobre este trastorno para poder ayudarme y guiarme acertadamente. Su entrega desde el primer instante fue de modo "incondicional" es una persona que trabajaba de siete de la mañana a nueve de la noche y aun así se compromete para ser "médico de cabecera".

Alex se enfermaba cada quince días, yo tenía que correr para que lo atendieran por fiebres de origen inespecífico, el asma también se presentó, pero con la llegada de aquella doctora yo ya vivía más tranquila, contaba con apoyo médico las veinticuatro horas del día. Para mí, fue Dios quien nos envió esta ayuda tan necesaria en esas épocas tan difíciles. Me llené de gratitud para con "Dios", el me brindo seguridad, tranquilidad y paz, en medio de caos. Debo admitir que sin la ayuda de la doctora, la vida nos hubiera resultado más difícil, dolorosa y mucho más complicada.

Aún recuerdo la primera vez que mi hijo logró fijarse en "su médico de cabecera", la miró de reojo, tomó su mano, me buscó y tomó la mía, aquel chico que no permitía contacto físico, no nos soltaba, para mí fue una señal del cielo, un mensaje de "mi maestro" diciéndome, "aceptemos la ayuda mamá" que de aquí partiremos en busca de recuperación. No lo dudé ni un segundo más, creamos un equipo en casa, formado por familia, médico y escuela, no nos resultó nada fácil, pero teníamos apoyo y supervisión médica, el entusiasmo y la fe para ir en busca de cambios, sabíamos que por pocos que fueran, para nosotros serian un verdadero éxito.

MI MAESTRO SE MANIFIESTA:

Una noche cuando Alex dormitaba yo cierro mis ojos para intentar descansar, estaba tan agotada, pero sabía que debía estar pendiente, abrí los ojos para supervisar su descanso y al hacerlo veo sobre mi pequeño ángel una luz blanca, bella, con forma de cuerpo humano, era su silueta en formada de luz, como flotando sobre su pequeño cuerpo, parecía como que él (su esencia) se veía a el mismo, momentáneamente sentí temor, era algo totalmente desconocido para mí y aunque era muy hermosa la visión , me fue imposible poder moverme, cerré mis ojos casi paralizada y al abrirlos la luz había desaparecido, mi hijo siguió durmiendo y esa noche fue una de las que pudo descansar por más tiempo, y aunque yo tarde en poder conciliar el sueño, al lograrlo recibí un toque de luz imaginario (así lo percibí)que me permitió al despertar, dejar de sufrir, de vivir adelantándome a los sucesos.

Ese momento mágico que viví con Alex logró que yo empiece a disfrutar, dentro de lo que se podía, el presente, me permitió dejar atrás el pasado y aceptar de forma definitiva lo que nos tocó vivir, me permitió buscar y encontrar mil motivos para reír, para agradecer y mi principal motivo de dicha era tener a mi hijo conmigo, aun sabiendo que él quizá ya no se percataría jamás de mí presencia.

El "autismo" y la "disfasia" dejaron de ser dolor y se convirtieron en "misión de vida" y cuando digo esto, no me refiero a que tengo una vida color de rosa y que no hay dolor, sufrimientos o momento difíciles, trato de decir que aprendí a ser feliz aun enfrentándome al "trastorno autista" a la "disfasia" a los momentos de crisis y de total " aislamiento" aprendí a llorar cuando se tiene que llorar, pero soltando, sin permitir que nuestra vida dentro del mundo "autista" me impida disfrutar de los pocos pero maravillosos momentos de calidad con mi hijo. Deje de martirizarme por el futuro incierto, de compadecerme de nuestra situación, de sentir lastima por ambos, me entregué a la voluntad de Dios y actué.

Comencé a trabajar tiempos extras, me dedique a las ventas (además de mi trabajo formal) rifas, mutualistas, todo lo que tuviera que hacer para que económicamente mi hijo tuviera lo que necesitaba. En verdad se requería de muchas cosas para que Alex pudiera tener una mejor calidad de vida, sobretodo dinero. Pero a Dios gracias, a mí, trabajo nunca me falto. Salí al mundo a buscar oportunidades para tener más ingresos y descubrí que en verdad, quien busca encuentra.

Quiero comentar que jamás fui buena para las ventas pero mientras las realice por y para mí hijo, "Dios" me acompaño en todo momento e hizo que mi trabajo fuera fructífero, el centro de autismo, en el que había inscrito a Alex era sumamente caro (para mí) y aunque gracias a Leny (una mama de la asociación) recibí media beca, mi poco capital fue desapareciendo rápidamente, porque Alex precisaba de medicamentos, consultas al pediatra, suplementos alimenticios, exámenes, terapias, comida especial, ropa, zapatos, etc.

Solía pensar que mi madre, mis hermanos, mis compañeros de trabajo, no tenían por qué sufrir conmigo lo que a mí me tocó vivir, me sentía totalmente culpable de la discapacidad de mi hijo, y no es que fuera ignorante, sabía perfectamente que no lo era, pero el ego disfruta de martirizar al ser y yo en esos momentos era presa fácil.

Así que evite en todo lo posible afectarlos económicamente, aunque la verdad fue inevitable porque en el centro ayuda nos daban tarjetas para "acomodar" entre familia y amigos, quienes tenían que aportar una cantidad mensual para recaudar fondos, (mi familia las cubrió junto con dos compañeros de trabajo) aquellas tarjetas si no lograbas acomodarlas las tenías que pagar. El apoyo más fuerte de mis hermanos y mi madre, consistía en adquirir todo lo que se me ocurriera vender, ellos estuvieron siempre dispuestos a ayudar. (Y su ayuda fue determínate) nunca recibí un no por respuesta y eso permitió que todo fluyera de modo adecuado para mi misión de vida.

Pero como nos suele pasar a muchos, llegan momentos donde las cosas parecen ya no fluir de la misma manera, las ventas bajan, el capital se agota y cuando quedo en banca rota mi ego me domina y yo por soberbia no le digo a nadie, quería que todos pensaran que estaba haciendo las cosas de modo excelente y no es que las estuviera haciendo mal, simplemente todo ser humano pasa por malas rachas. Por tal motivo regresa mi angustia, mi ansiedad, mi desesperación, ¿ cómo seguir manteniendo la vida que le había proporcionado a Alex?¿ Cómo continuar pese a la beca en "la asociación yucateca de lucha contra el autismo " y a la vez comprar todos los suplementos alimenticios que él precisaba? ¿Cómo seguir adelante?

¿Cómo cubrir todos los gastos que se generaban mensualmente? (pampers, medicamentos, terapias alternativas) recordé el gran apoyo que recibí de Elizabeth (una amiga de secundaria) quien por varios meses me ayudo con cheques deducibles de impuestos,(en ese entonces era el cien por ciento) pero ya no podía molestarla más, aunque no fueron cantidades estratosférica, sus aportaciones fueron de gran ayuda, buscarla de nuevo, era un abuso (así lo sentía) y por si fuera poco, si conseguía ese donativo no era todo para mi hijo, la Asociación de lucha contra el autismo cambió sus normas y ya me quitaba no sé cuánto por ciento para ayuda de la institución.

Sacar adelante a una persona con trastorno autista genera muchos gastos, no solo se necesita aceptación, valor, fortaleza, se necesita buscar recursos económicos para poder brindarle más oportunidades y yo lo tenía muy presente. Desafortunadamente Alex no logro controlar esfínteres hasta después de cumplir los ocho años de edad, cuando logró al fin dormir por varias hora. En aquel entonces Alex todas las noches precisaba dormir protegido con pampers porque si se orinaba eso lo despertaba y ya no dormía más, si la cosa marchaba bien y no lo despertaba el haberse orinado, el estar mojado era un riesgo ya que su asma podía activarse al tener la ropa mojada, para evitar cualquier riesgo yo dejé que la vida me guíe y permití que sea el propio Alex quien me pidiera ya no usar más pampers. (aunque fuera a señas)

En ese aspecto no hay queja alguna, nos fue excelentemente, una noche él solito me pidió no ponérselo y yo le explique que era necesario levantarse a orinar por la madrugada y volverse a acostar para que eso fuera posible y a Dios gracias me comprendió. Todas las noches yo lo levantaba dos o tres veces para que orinara, hasta que llegó el día en que ya no fue necesario y él solito empezó a conocer sus tiempos y a conciliar de nuevo el sueño.

Algunos meses después aparece entonces "un milagro mayor" económicamente hablando. Ante mi necesidad y desesperación por tener más ingresos, un día me ofrezco para trabajar en casa de mi amiga (médico de cabecera de Alex) , escuche que su asistente doméstica se había retirado así que aproveche y le pedí me permitiera hacerlo(limpiar su casa), que me pagara lo mismo (le pagaba bien) con la concesión de que me permita dormir al terminar, una hora, tan solo necesitaba una o dos horas para cargar pilas, ya que solo así podría aguantar la siguiente mala noche obligatoria de casa. A ella no le pareció mucho la idea, pero accedió, sabía perfectamente mi situación, mi vida y como médico le pareció excelente que yo pudiera descansar un rato, por lo menos una vez a la semana. Ese día pague en mi trabajo a una suplente y me fui a casa de mi amiga (médico de cabecera de Alex) mis movimientos estaban bien calculados y generaría un poco más de ingreso aun pagando en mi trabajo vespertino. Estando en su casa, al terminar mis labores, me di un baño, prendí la tele y vi que estaba en línea el programa de "cristina" yo sin pensarlo mucho marco y pido hablar con ella, sabia de su enorme calidad humana y que ayudaba a muchas personas a través de su televisora, tardaron en responder, el caso es que le explico al interlocutor mi situación , le dije que era urgente para mi hablar con ella, este me niega la comunicación con ella, y yo cuelgo. Ya había recibido muchos no anteriormente, de hecho ya debía haberme acostumbrado, pero mi fortaleza no llegaba a tanto.

(Yo le escribía hasta al presidente de México buscando ayuda.) Me sentí de nuevo totalmente decepcionada, inmediatamente después de colgar aparece un joven en la tele y dice " este mensaje es para ti," llama ahora mismo porque te ganaras cincuenta mil pesos, lo repitió tres veces, nada existía a mi alrededor solo éramos aquel joven, el mensaje y yo; automáticamente marque, deje mis datos y al colgar suena el teléfono de la casa de mi amiga y otro milagro se da en mi vida, Dios me envía a través de ese programa, la ayuda económica tan necesaria para seguir luchando por mi hijo, de la emoción me desmayo y al reaccionar el joven seguía en el teléfono, el programa ya había salido del aire, yo no contaba con mi credencial de elector ni ningún documento que me identificara y aun así la televisora, el programa de cristina, respeto el premio y más adelante me lo envió. "Dios" estuvo conmigo en todo momento ¿Quería yo más manifestaciones para confiar? él fue quien hizo posible todo lo que ocurrió y el dinero me permitió por varios años, seguir mi camino (sin angustias económicas) en busca de una mejor calidad de vida, para mi hijo, portador de autismo.

LA PRIMERA MAESTRA DE LENGUAJE:

Alex asistía al único centro de autismo en mi ciudad, en este lugar logró muchos avances y entre ellos aprendió a comunicarse por medio de señas para pedir las cosas más indispensables para él. Cuando quería pedir algo señalaba con su dedito lo que quería, ya le habían hecho mil pruebas, médicamente hablando mi hijo tenía la capacidad de hablar pero presentaba (según ellos) "mutismo selectivo".

En la asociación de lucha contra el autismo las maestras intentaban la pronunciación de vocales y consonantes, pero no podían lograr avances. La disfasia no le permitía a Alex comprender las instrucciones y el autismo hacia todo más complicado. El aprendizaje era mecánico y quizá Alex no sabía cómo procesar la información.

Yo estaba tranquila, sabía que todo pasaría como tenía que pasar, sin embargo vivía atenta a las señales. Buscando mensajes de Dios por todos lados. Un día voy a la panadería y veo una nota pegada en el vidrio. "Clases de lenguaje a domicilio" una panadería en la que jamás compraba pero ese día, ni yo misma se porque decidí ir a comprar ahí, pero supe al llegar que fue porque tenía que ver aquel mensaje.

Sonreí y dije "gracias Dios" ya entendí, yo no estaba buscando maestra, ya tenía suficientes pagos por realizar al mes pero entendí que Dios me enviaba una nueva señal a través de ese escrito. (Y así era) mi hijo, necesitaba una terapeuta de lenguaje en casa para poder comenzar a hablar. Contraté a Karla, una maestra joven con experiencia en el trato y manejo de niños con autismo. Alex además de ir al centro ayuda, tomaba terapias con Karla después de almorzar, ella era enérgica, estricta y al mismo tiempo cariñosa, fue el pilar en el logro del lenguaje congruente y verba de Alex.

Ella logro en Alex lo que "el centro de autismo" no había logrado, mi hijo comenzó a decir sus primeras palabras, aprendió a comunicarse a su manera con frases cortas. (Mamá, coche, mamá agua) (Dormir)(Baño) yo estaba feliz, un pequeño avance en una persona con discapacidad es motivo de felicidad y agradecimiento a Dios, Alex cambio tanto que las maestras del centro ayuda acudieron a la casa a buscar los métodos y estrategias que Karla (la terapeuta de lenguaje) había empleado, para aplicarlo con otros niños, pero mi terapeuta (Karla) dijo no. En ese momento no la entendí, ¿porque no compartía su método? si ello ayudaría a otros niños, pero lo respete y con el paso del tiempo lo comprendí, mi terapeuta trabaja con amor, ética, (de echo aunque me cobraba fue muy considerada conmigo) los valores saltaban a la luz al tratarla, al percatarme de la dedicación y respeto que tenía en su trabajo.

En la Asociación yucateca de lucha contra el Autismo las terapeutas cobraban siempre lo que tenían que cobrar, al menos en la institución, y eso a Karla no le parecía, compartía sus estrategias con personas dispuestas a ayudar de una u otra manera , así que aquel tema quedo cerrado.

Con la maestra Karla aprendimos de castigos, motivación e incentivación en chicos autistas, para mí como madre me era muy difícil aplicar el castigo, ver llorar a mi hijo sentadito en su silla era difícil, me sentía cruel, pero aquella terapeuta con mucho tacto e inteligencia me llevo de la mano para comprender que estaba yo compadeciendo a mi hijo por su discapacidad y eso en vez de ayudarlo podría llegar a ser muy perjudicial.

Alex debía ser tratado como un chico común, con todos los cuidados y consideraciones por su falta de comprensión pero sin compadecerlo. Los castigos consistían en sentarlo de tres a siete minutos en un rincón del cuarto, todo dependía de lo que él hubiera hecho, para que logara comprender que estuvo mal y la conducta tenía que ser modificada. La motivación eran abrazos, besos, aplausos (esa parte era linda) y los incentivos comprarle algo que supiéramos le gustaba mucho (crayolas, películas de Barnes) el lenguaje de Alex comenzó a ser un poco más fluido, la disfasia no impidió que lográramos entendernos de una manera muy peculiar, señalar las cosas para pedir algo había dejado de ser una herramienta, de hecho, desapareció de nuestras vidas.

La maestra Karla logro que mi hijo y yo nos comunicáramos, de una manera muy peculiar pero efectiva. Donde quiera que se encuentre sé que sabe de mi agradecimiento, de mi admiración y profundo respeto. Cuando Karla termina su misión en nuestras vidas se va, no nos abandona dejándonos a la deriva, deja en su lugar a su hermanita Laura y es ella quien continúa ayudando a Alex en la lucha contra el autismo. Alex empezó a mejorar, empezaba a intentar formar frases, las terapias estaban reflejando cambios, el permita que lo toquen, dejaba que le daría un abrazo corto, comenzó a besar, a abrazar (solo a mí, a su médico de cabecera, a su abuelita y su terapeuta) pero seguía, sin dormir, y se auto agredía. (aunque ya era menos).   La asociación yucateca de lucha contra el autismo de mi localidad presentó problemas y varias familias se marcharon, sacaron a sus hijos de la institución y se fueron en busca de otras oportunidades, agradecí de corazón toda la ayuda y el apoyo y al igual que otros decidí partir. Metí a mi hijo a una escuela primaria con una asistente educativa ya que en el caso de mi hijo (ningún autista es igual a otro) él no lograba aprender nada si la atención no era personalizada. Debo mencionar que fue "el centro ayuda" quien le proporciono a mi hijo las bases necesarias para poder enfrentarse a una escuela común, ellos hicieron un trabajo excelente en mi hijo, pero los caminos de Dios son perfectos y es el quien me guío para ir en busca de nuevas oportunidades.

El gasto entre la nueva escuela, el pago a la "sombra" (maestra solo Para el) era menos de lo que yo pagaba en el centro ayuda, él tendría oportunidad de convivir con niños sin trastornos y además yo ya no tendría que estresarme tanto por recaudar fondos. Así que partimos porque ahí Alex se había estancado. (Cosa que es normal porque ellos precisan cambios cada determinado tiempo) Alex inicia la educación primaria donde "Dios" decide que sea y digo esto porque yo comienzo a buscar escuelas por toda mi ciudad y por el trastorno autista de Alex, me niegan el acceso en muchas instituciones particulares, aun ofreciendo llevar a su propia maestra "sombra" (quien sería la encargada de las adecuaciones Curriculares). Ante esta situación injusta y Frustrante me recomiendan una prestigiada escuela particular dedicada específicamente a ayudar a este tipo de niños así que con dirección en mano me dedico a buscarla.

Pasamos tres veces frente a esa escuela sin poder verla, a la vuelta de ésta estaba el "centro escolar Balmorisco" me bajo a preguntar y ahí me reciben con los brazos abiertos, la directora, con una enorme calidad humana, me invita a darles una oportunidad para intentar ayudar al pequeño Alex.

Yo decido quedarme en aquella escuela, después de inscribirme la escuela que buscaba en un principio aparece ante mis ojos, yo simplemente no la vi, (otro movimiento divino) creo sinceramente que Alex estaba destinado a llegar a Balmorisco, a convivir con chicos sin discapacidad intelectual, mi hijo en esa escuela fue el niño más feliz del mundo, Lo trataron siempre con cariño, con respeto, con amor, con tolerancia, sus compañeritos siempre recibían capacitación sobre la condición de Alex y los padres de ellos eran personas sensibles, respetuosos. Vivimos siete años maravillosos de integración y aceptación. (Alex presenta disfasia mixta del desarrollo además del autismo y pese a eso aprende algunas cosas).

La escuela cierra por problemas administrativos y de nuevo no toca buscar opciones para Alex. La siguiente escuela fue buena con nosotros, pero ni punto de comparación con la primera.

Alex logra hablar (frases cortas) a escribir, a leer, sumar, restar, multiplicar a un nivel bajo pero "lo logra" y yo agradecida con Dios por el milagro. Sin embargo consciente de que el Autismo y la disfasia no le permitirían estudiar secundaria ni avanzar más, decidí que mi hijo disfrutara el mayor tiempo posible en la Primaria y así fue, al terminar el sexto grado nos quedamos dos años más en aquella escuela.

LA DIETA ES INDISPENSABLE:

Gracias a la tenacidad de nuestra doctora y amiga, comenzamos a realizar la dieta libre de gluten, caseína, colorantes y saborizantes así como azúcares y soya. (El proceso para mí fue difícil, quitarle casi todo a mi hijo no era justo pero "mi maestro" (Alex) ayudo noblemente y quizá no podía decirme lo mejor que se sentía pero con su conducta lo demostraba. Los retiros alimenticios fueron en forma lenta, empecé por retirarle una cosa, e mantuve dos semanas sin ello, observe su comportamiento, si mejoraba en algo, por poco que fuera, el producto era retirado de forma definitiva y elegía otro, si yo no notaba cambio alguno volvía a incluir aquel producto en sus alimentos permitidos. Así me la lleve hasta que logré identificar los alimentos que le perjudicaban y deje todo lo que le resultaba tolerable, sin querer se logró que comiera lo más sano posible.

Al mismo tiempo su doctora lo bombardeo con suplementos alimenticios como el omega, zinc, complejo b, minerales y proteínas entre otros. La disciplina entro también casi al mismo pero con más fuerza. (como dolía tener que castigarlo) Gracias a todo este conjunto de procesos y empleando todas las herramientas a mi alcance, Alex vuelve a ser obediente (no siempre) deja de auto agredirse y de golpearnos, deja de morderse y disminuyen sus aleteos, deja de caminar de puntitas, y de mecer su cuerpo y aletear sus manos.

Aunque tiene sus momentos críticos, y comienza a tronar sus dedos, yo y mi familia aprendemos a manejarlo poco a poco, pero esto para mí, para su médico, para mi madre y todos los que fueron testigos de su retroceso al caer en autismo, representa grandes y significativos avances en su recuperación y son motivo de agradecimiento diario a Dios, son motivo de dicha, porque su pronóstico de vida, medicamente hablando era nulo, me aseguraron que jamás hablaría de nuevo, que dejaría de caminar, que nunca nos volvería a comprender (por la disfasia) y nada fue así, Dios nos permitió pequeños y significativos avances para poder celebrar y valorar la vida, el amor, los años de entrega incondicional y la inagotable fe. Mi hijo me enseño disciplina, respeto, tolerancia, paciencia, perseverancia. Y Dios me hace sentir su presencia a través del propio Alex y todas las señales y bendiciones que pone en mi camino.

Después de cumplir Alex tres años de edad yo siento la necesidad de pensar en mí y compartir con alguien mi vida, no estaba lista, creía que no tenía derecho de volver a amar a nadie más que a mi hijo, que mi misión en la vida era exclusivamente "buscar una mejor calidad de vida para él" así que intente por todos los medios no fijarme en nadie, pero en el corazón no se manda, todos mis intentos fueron vanos, llegó a mi vida una persona que en verdad me amaba, que se dio el tiempo para demostrarlo, se esmeró en conocer a Alex, hizo todo lo humanamente posible por integrarse a nuestro modo de vida, nos amaba y me convencí de que" Dios" ya no me quería sola en esta misión de vida (realmente nunca estuve sola) así que a pesar de todo lo que implicaba tener en casa a "un gran maestro" y lo desgastante que podía resultar vivir con nosotros, en terapias, tratamientos alternativo, dietas, prácticas de ensayo y error, el tener que estar pendiente siempre de horarios de medicamentos, citas a especialistas, pagos, gastos , etc. Esta persona llego para quedarse.

Las madres somos seres humanos que precisamos de espacios para nosotros, de un tiempo de relax (aunque sea esporádico) de poder charlar con alguien de confianza, tenemos derecho a quejarnos, todo es válido si ello nos llena de fortaleza para seguí adelante.

Enamorada, volví a sonreír, mis malas noches que tenía que pasar (por qué Alex por años no durmió, solo dormito) las aprovechaba para platicar, enviar mensajes, aprendí a disfrutar momentos que antes solo sufría, comencé a buscar lo bueno dentro de lo malo y a descubrí que siempre los hay. Aun puedo ver a veces (en forma imaginaria) a mi hijo deambulando por la casa, girando todo objeto que encontraba, alegando sus manitas mientras caminaba de puntillas, fueron años muy difíciles, pero quedaron atrás.

El amor me lleno de fortaleza, empecé a vivir con más esperanza, ilusionada, motivada, tener pareja, saberme amada, tener a quien contarle lo que sentía, lo que pensaba, tener con quien compartir los malos momentos (que eran muchos), un cálido abrazo me incentivaba, vivía agradeciendo a dios la oportunidad de tener una familia. El abrir mi mente a lo que funciona, y no a lo que "debe de ser", me dio un motivo más para encontrar mi estabilidad emocional y mi paz.

MI MADRE:

Hay alguien que siempre estuvo conmigo, la mejor madre que dios envió a la tierra, amiga, compañera de vida, cómplice, aliada y quien vivió mucho tiempo (antes de la aceptación) llorando amargamente y a escondidas mi suerte y mi destino. Para ella fue angustiante ver de un día para otro como perdí a mi hijo.

Ella intentaba , darme valor, llenarme de fortaleza, fue la única persona que pensó en apoyarme con las malas noches, yo casi no se lo permitía porque era ella quien cuidaba de mi hijo en mi jornada laboral vespertina, entonces tenía que tener un sueño reparador para poder atender y cuidar de Alex, mientras yo llegaba a relevarla.

Mi madre se encerraba en su cuarto y trataba de olvidarse de Alex y de mí. Sé que le era casi imposible, la escuchaba llorar, se podía ver el sufrimiento en su rostro, la escuche renegar, pelear con dios y reclamarle hasta el cansancio. También suplico al cielo, pidiendo una oportunidad de vida común para nosotros. Ofrecía su vida a cambio de una oportunidad para Alex, pero Dios no nos concede lo que queremos, nos da siempre lo que considera mejor para cada uno de nosotros, así que mi madre solo tenía que ser humilde y aceptar lo que no estaba en sus manos (ni estará) poder cambiar, para lograr recuperar su paz.

Mi madre anhelaba la llegada de Alex, me pedía un nieto, acepto mi embarazo y lo disfruto al máximo, espero ansiosa a mí primogénito y le brindo todo su amor desde el primer instante. Fue poco el tiempo que dios nos permitió disfrutarlo estando consciente de su entorno.

Mamá quizá aún no lo sabe, pero Alex no me fue enviado a mí, Dios lo envió a casa para trabajar sobre todos los miembros de mi familia, llegó para darnos la oportunidad de aprender sobre espiritualidad, sobre amor puro, amor real e incondicional, él llegó para trabajar en nosotros, únicamente para transformarnos. Su llegada moldeo caracteres, cambió prioridades, modificó pensamientos, modos de vida, actitudes, enseñó a muchos de nosotros a vivir sin expectativas, agradeciendo siempre, Alex nos unió, yo sé que a cada quien, en su momento, a su ritmo, recibirá un mensaje importante que Dios envió a través de

Alex, para que cada uno pueda seguir creciendo y elevando su grado de conciencia mental y espiritual.

La discapacidad de un miembro de la familia nos enseños a todos a ser fuertes, valientes, perseverantes, menos egoístas. Nos enseñó a unirnos por una sola causa, "el trabajo en equipo" fue para lograr un fin y mi madre fue en ese entonces el pilar más importante. Ella fue quien se quedó todas las tardes al frente de mi hijo desde que él cayó en autismo, mientras yo trabajaba.

Hasta en eso Dios nos acompañó, fue bueno y misericordioso. Alex cayó en autismo días antes de que mi mamá se jubilara, pienso que todo estuvo perfectamente preparado por Dios, para que pudiéramos salir adelante, poco a poco. Yo no sé qué hubiera pasado si no hubiera contado con el apoyo de mi madre, pero fue una verdadera bendición su apoyo incondicional.

Muy al principio solía preguntarme ¿dónde estaban los demás? ¿Porque nadie más que mi madre se ofrecía a ayudarme? Sentía nostalgia, furia, rabia, impotencia, soledad, la verdad es que cada quien tiene que vivir lo que le toco vivir y aunque nos unimos para ayudarnos unos a otros, los roles más importantes de cada historia ya están designados. Yo viví tal y como tenía que vivir y experimente todo lo que en ese momento era necesario para mí y para Alex. Mi soberbia, mi dolor, mi bendito ego, no me permitieron suplicar por la ayuda que tanto necesitaba, quizá si lo hacía hubiera funcionado, pero creo que no, en esta representación de la obra que Dios escribió, los actores principales somos Alex, mi madre y yo. Pero todos llegaron a brindar su apoyo, en el momento que les tocaba hacerlo, ni antes ni después.

Yo no podía dejarle la responsabilidad a nadie más que a mi madre porque no había nadie más en quien apoyarme. Algunas personas calibrando en nivel de conciencia bajo me decían que mi hijo era un castigo, pese a que sabía yo el grado de ignorancia en las palabras, estas dolían, ver que mi hijo no tiene ni tendrá la misma oportunidad que la mayoría de nosotros, es muy duro de aceptar, pero él es una bendición del cielo, y lo será por siempre.

Mi madre nos entregó su amor, su vida, su espacio y su tiempo. Ella fue por años mi mano derecha, sin ella sacar adelante a Alex, sobre todo en un principio me hubiera resultado imposible. Vivimos por años dedicándonos a lo que realmente importaba "procurar su bienestar" buscar oportunidades para él, para ello y por su trastorno, nos tuvimos que aislar del mundo y el mundo por muchos años, también se olvidó de nosotros.

Solo nos veía quien se tomaba el tiempo de llegar a casa, y quien llegaba tenía que adaptarse a nuestro entorno, nosotros vivíamos por y para Alex, no había tiempo suficiente para nosotros. Quizá no supimos organizarnos, el desgaste físico en mi caso no me dejaba tener ganas de nada, en el caso de mi madre, no quería abandonarnos, su vida giraba en torno nuestro. Todos se fueron alejando cada día más, quizá en el fondo, nosotros buscábamos poder entrar al mundo de Alex, ya que el ya no se percataba del nuestro. Yo y mi mama comenzamos a ser parte del mundo autista, aun sin poder entrar en él. Pero la diversidad de estos dos mundos, tan diferentes el uno del otro, nos hacía cada vez más fuertes.

DE NUEVO EN FAMILIA:

Cuando decidí formar una familia, cuando me di la oportunidad y la persona me acepto junto con "mi gran maestro" la vida me cambio significativamente, para bien. La lucha ya era compartida, ya había alguien en nuestras vidas que se preocupaba por nosotros, por nuestro bienestar general.

Yo ya no me sentía sola, sonreía ante la adversidad, mi cuento de infancia aparecía de nuevo con la misma fuerza de antaño. Nuevamente modificando la historia pero acorde cien por ciento con las necesidades del momento. El amor de madre es inamovible pero yo sentía la necesidad de una pareja, anhelaba alguien con quien compartir mi vida, un hombro para llorar, una mano amiga, mi pareja empezó a contribuir en mi persona, su presencia me llenaba de energía, (como cuando se carga una batería). Esperaba ansiosamente llegar a casa y poder tomarme cinco minutos, un abrazo, un beso, me hacían tener la fortaleza suficiente para poder con todo.

Aceptar volver a empezar no fue fácil para nadie, pero en verdad que ha valido la pena cada instante de esta relación. Cada minuto vivido, cada prueba recibida, porque todo se vive dentro del amor y eso marca la diferencia en todo. Confío en que Dios nos mantendrá unidos en aquí, este mundo y principalmente al volver a casa (para mí el verdadero hogar esta con mi creador)

En ese entonces decidimos manejarnos con ensayo y error, el paidólogo diagnostico además de "autismo" "disfasia mixta del desarrollo" nos dijo que el pronóstico no era muy alentador, que Alex jamás volvería a hablar, que día a día se volvería menos manejable, que dejaría de caminar (porque repentinamente cojeaba) le empezó a mandar ritalín y otros medicamentos los cales funcionaron por un tiempo, pero al dejar de hacerle efecto tuvimos que suspenderlo porque no solo ya no le ayudaba sino que lo dejaron obeso. Ya no notábamos ningún cambio si lo tomaba o no.

Con el corazón lleno de amor, podía soportar todo, lo sufría, pero ya no me auto compadecía, y aunque a veces me derrumbaba rápidamente me reponía.

La dieta le permitió a Alex mejorar, aunque aún no dormía (siete años) ya masticaba algunos alimentos permitidos, decía algunas palabras, permitía contacto físico y se portaba mucho mejor. Con eso yo me sentía sumamente feliz y agradecida. Pero al pasar los meses, las malas noches acumuladas, el estrés mal manejado, la falta de costumbre ante este modo de vida, mi pareja decide irse de casa.

Yo no daba crédito, me llene de coraje, me moleste con mi creador porque no lo aceptaba. "Dios" por favor (solía decirle) cuanto más tengo que pasar para demostrarte que no renegare, que aceptaré todo lo que mandes, pero que esto que vivó me daña, me afecta, me causa sufrimiento y dolor permanente. Al marcharse mi pareja el sentimiento de abandono fue difícil de vencer, mi hijo no se percató, su trastorno autista lo mantenía en su mundo y su disfasia no le permitía comprender, él aunque ya identificaba a algunas personas, (sobre todo a mi) le daba igual quien estaba y quién no. El en ese entonces aún no dormía en las noches, solo dormitaba, por ello nos dejaban, en la casa era posible descansar. Me sentí defraudada, pero con el paso de los días comprendí que solo me quedaba agradecer, esos tres maravillosos años de amor real, de entrega incondicional. Mi pareja trabajaba todo el día, que injusta y egoísta fui al permitirle instalarse con nosotros, aunque yo pasaba la mayor parte del tiempo con mi hijo durante las noches., el ruido de la tele de Alex era inevitable, así como sus sonidos guturales. A pesar de haberse marchado, mi pareja nunca nos abandonó, siempre estuvo pendiente de nosotros, si ocurría alguna urgencia inmediatamente se presentaba a apoyarme y se mantenía cerca aún sin estar.

Mi relación continua, solo tuve que aceptar y aprender a vivir de una forma diferente.

Ahí comprendí que en la vida cada quien debe hacer, lo que mejor le funcione para ser feliz.

MI SOBRINA ADRIANA:

Nena (como le suelo llamar) a los trece o catorce años de edad se percata de mi angustia ante tanto cambio de "sombras" (asistentes educativas) para Alex y cuando la última anuncia su retiro ella se une al equipo.

Con un poco de temor e inseguridad reflejada en su mirada y las ganas genuinas de ayudar me dijo, tía a partir de hoy no te angustiaras más, por las maestras, yo iré con mi hermanito (así lo llama por crecer juntos) a la escuela por las mañanas y estudiare por las tardes, te prometo.

poner lo mejor de mí y ayudarlo en todo lo que este a mi alcance. A partir de ese momento recuperé de nuevo mi paz, la angustia y el llanto desaparecieron, ya no tenía que buscar desesperadamente a alguien que pudiera acompañar a mi hijo a la escuela, y el saber que estaría acompañado con un familiar, era para mí excelente.

Mi sobrina cumplió su compromiso, estuvo con Alex con la mejor actitud, cinco o seis cursos escolares aproximadamente, era apenas una niña pero su amor, sus ganas de ayudar, su intención de servir, le permitieron lograr grandes avances con Alex.

Mi hijo con el paso de los años aprendió a identificar a más miembros de la familia, grabarse sus nombres, aprendió a sumar, restar, multiplicar (a un nivel de tercero de primaria) intentó las divisiones, luego aprendió su número telefónico, su dirección, Alex comenzó a demostrar que se daba cuenta de esa unión familiar, del esfuerzo que hacia cada miembro de la familia para poder interactuar con él, con el único propósito de ayudarlo a tener una mejor calidad de vida.

Mi sobrina Adrianita realizó su mejor esfuerzo, y logró ser la mejor maestra de Alex durante su infancia. Mi "gran maestro" también llego para

MI HERMANO RAFAEL:

Aún recuerdo las palabras de mi hermano, lloraba inconsolable de dolor e impotencia. ¿Porque tú hermana? ¿Porque a ti Dios no te permitió la oportunidad de disfrutar de una vida normal?, tu que eres la más buena (dijo en ese momento) porque no me lo mando a mí. (Entendí que veía a mi hijo como un castigo del cielo).

Lo abrace y lo bese, e inmediatamente le dije, hermano, mira como estas, (él nunca se pasa de tragos y ese día estaba irreconocible) mi hijo es una bendición no un castigo, él es una encomienda del cielo, un nuevo proyecto de vida.

La batalla será difícil, me derrumbará, me derrotara pero también me hará más fuerte, y me lo enviaron precisamente a mí, porque de los tres quizá yo soy la más fuerte, aunque no lo aparente y ustedes (mi otra hermana y el) no habrían podido manejarlo. Fue lo único que se me ocurrió decirle en esos momentos y creó que aquellas palabras lograron tranquilizarlo.

Mi hermano es quien menos ha convivido con Alex, quizá no encuentra el modo, pero sé que lo ama tanto como me ama a mí.

MI SOBRINO ADRIAN:

La llegada de mi hijo fue difícil para mi sobrino, él fue el primer nieto varón el consentido, el más pequeño y no solo llega otro hombre sino que además cae en discapacidad. Era notorio el celo y la inseguridad que esto provocaba en mi pequeño sobrino así que todos intentamos que el proceso de aceptación para el fuera más Sencillo y lo llenamos de amor, atenciones platicábamos mucho con el intentando que comprendiera lo que estábamos viviendo por la discapacidad de Alex. Con el tiempo adrián aprendió a compartir se dio cuenta de que Alex necesitaba ayuda, protección, supervisión permanente. Se sensibilizo tanto con la llegada de Alex que en la escuela, lo notaban las maestras de la primaria y siempre lo elegían para bailar con alguna niña con discapacidad, él nunca se negó, estaba siempre dispuesto a ayudar, a asistir a su compañera y a defenderla de los demás niños, si fuera necesario.

Quizá logró entender a muy temprana edad que implica en toda una familia "que algún miembro caiga en discapacidad. A la fecha mi sobrino quien ya es un adolecente se queda con mi hijo los sábados para que yo pueda salir a cenar, al cine o a cualquier actividad que me permita distraerme un poco.

Sabe perfectamente como interactuar con él, que medicamentos ingiere por las noches, qué hacer ante momentos de crisis o urgencias. Mi sobrino para mí es un hijo más y está consciente de que el día de mañana cuando yo ya no este, Alex solo contará con él y con Adriana.

MI HERMANA OLGA LIDIA:

Mi hermana fue quien más celebro mi decisión de ser madre soltera, después de tres intentos fallidos por casarme, ella me apoyaba sin emitir juicio alguno. De hecho, desde el otro extremo del mundo. Ella vivía en Miami pero estaba pendiente de mi vida y de todo lo que yo hacía.

Ella supo todo lo que tuve que pasar para poder concebir. Espero y recibió con alegría la llegada de su sobrino Alex, mi dolor cuando llega la discapacidad a mi vida también se convierte en angustia para ella, el alejamiento entre nosotras fue inevitable ya que ninguna sabía qué hacer y cada quien debía continuar con su vida. (Ella estaba recién divorciada) con el tiempo, las necesidades de Alex nos fueron acercando de nuevo.

Mi hermana intentaba por todos los medios de animarme, de ayudar, pero no encontraba el modo ya que ni yo misma sabía qué hacer, decidió con todo el amor que le fue posible, compartir a sus dos hijos conmigo y hacer que Adrián y Adriana vieran en Alex un hermanito más.

Pude desbordar en mis sobrinos todo mi cariño (mi hijo no permitía contacto físico) abrace y bese a esos dos niños todo lo que pude, quizá tanto o más de lo que hubiera querido abrazar y besar al mío.

Yo para ellos siempre sacaba tiempo, el insomnio, el cansancio, mis frustraciones no impidieron jamás que yo los atienda.

La discapacidad de mi hijo intensificó esa unión inquebrantable entre mi hermana, yo y sus hijos. Logre gracias a los hijos de mi hermana realizar algunas actividades que cualquier madre anhela realizar con sus hijos y que por "el trastorno autista" no me fue permitido.

Mi hijo también nos llevó hasta donde hoy estamos, a través de su discapacidad, ajeno a su entorno nos unía en intentos vanos por integrarlo a nuestro mundo. Alex, adrián y Adriana pasaban las tardes juntos al cuidado de mi madre, mientras mi hermana y yo trabajábamos.

TERAPIAS ALTERNATIVAS:

La vida, después de formar familia me permitió vivir más tranquila, trabajar solo un turno y dedicarme más a mi hijo. Así que comenzamos a brindarle a Alex todo lo que consideraba que Podría ayudarle a mejorar.

Se le llevo a equino terapia, Delfino terapia, tomates, terapias de lenguaje y psicomotricidad, etc. Con todo esto Alex hace esfuerzos sobrehumanos por comprendernos., sigue instrucciones, logra control de esfínteres, se viste solo, fija la mirada, permite a veces el contacto físico, abraza y besa.

Estoy plenamente convencida de que "mi gran maestro" es un ángel terrenal. Un ser puro que me ofrece día a día la oportunidad de crecer espiritualmente y sobre todo de servir.

LA TERAPIA SCIO:

En la búsqueda incansable por lograr una mejor calidad de vida, Dios me une de nuevo con una ex compañera de trabajo de comisión federal.

Mi amiga me invita a conocer su terapia concediéndome una excepción en el pago y yo acepto agradecida por la nueva puerta que Dios nos abre. Candy (la terapeuta) es una persona con un grado altísimo de crecimiento espiritual, el día que conoce a mi hijo une sus manos y baja la mirada, mi hijo quien hablaba muy poco no emitió sonido alguno, dejo por un momento sus movimientos estereotipados y pego su frente a la de ella y ahí (me comenta mi amiga) supe que llego el gran maestro.

Para Candy "Alex" es un maestro de vida y ella intenta por medio del scio mantener equilibrada su energía. Cuando iniciamos con esta terapia Alex aun no dormía, solo dormitaba, aun se agredía y nos agredía un poco.

Aproximadamente al mes empezamos a notar los cambios, Alex logro dormir ocho horas consecutivas, la melatonina y el scio Juntos funcionaron a la perfección y al fin logramos descansar, varias noches de la semana.

La conducta de Alex empezó a mejorar, la combinación de la dieta, el socio, las terapias, la disciplina, los suplementos, las terapias, nos condujeron a una mejor calidad de vida para todos. Aún recuerdo los primeros días en esta terapia, había que estar entreteniendo a Alex para que el scio hiciera su función, al paso de los días él ya se quedaba quieto en su sillón reclinable y hasta se dormía, ahí aprovechaba yo para dormir todo el tiempo que la terapia lo permitiera. Mi amiga

"Candy" entendía nuestra situación y aplicó el scio también en mí para ayudar a mi cuerpo a recuperarse de tanto cansancio acumulado. Agradezco a Dios la presencia del scio a través de Candy en nuestras vidas y el cambio que la terapia logró en el organismo de mi hijo.

Estoy consciente de que la combinación de "todo" lo que sé hizo fue lo que nos ha permitido lograr avances significativos en la vida de Alex, pero yo no puedo dejar de admitir que antes de esta terapia no sabía ya, lo que era disfrutar de un sueño reparador y mi hijo tampoco. Con esta terapia hicimos el "clic" que nos faltaba para dejar de ser noctámbulos. Actualmente Alex ya duerme todas las noches, únicamente si enferma o transgrede la dieta volvemos a sufrir el insomnio.

LA LLEGADA DE JANELL:

Aunque Alex asistía ya con sombra a la primaria, era necesario ayudarlo con su lenguaje verbal, ya que Karla y Laura se habían retirado meses atrás, así que emprendí nuevamente la búsqueda de una maestra de lenguaje.

Janell era una joven recién graduada que daba este tipo de terapias, ella puso su centro de atención a media cuadra de la asociación de lucha contra el autismo, al cual Alex ya no asistía, "Dios "de nuevo me guía hasta su local, me baje, le pedí ayuda para mi hijo y me dijo que dejara mis datos, que ella me localizaba, pasaron dos semanas y nada, insistí y con sinceridad me dijo que jamás había trabajado con niños portadores de autismo y que no sabía si en verdad ella podría aportarle algo a Alex, pero que si quería, podríamos intentarlo.

Fueron también años de terapias vespertinas, (mi mamá lo llevaba porque yo trabajó toda la tarde) esta chica en verdad se esmeró en aprender de autismo lo cual le permitió ayudarlo muchísimo desde el primer contacto.

Los avances se empezaron a dar, Janell se sentía orgullosa de su trabajo, Alex "hablaba un poco más" a su muy particular modo, con frases cortas, pero al fin se comunicaba de forma más efectiva.

Ante estos avances ella trabaja también motricidad fina y gruesa, mi hijo por primera vez él logra lanzar una pelota y recibirla, juega con nosotros memorama, intenta jugar lotería, esta chica jugo un papel muy importante en nuestras vidas y jamás dejaré de agradecer a "Dios" haberla puesto en mi camino.

Tuvimos que retirarnos, su tiempo con Alex había acabado, mi hijo ya decía "adiós Janell"las terapias eran muy repetitivas y ya no le aportaban crecimiento, necesitábamos buscar otras opciones que le permitieran a mi hijo, seguir avanzando.

PREGUNTAS SIN RESPUESTAS:

Y en mis peores momentos de crisis yo decía...

Querido Dios, yo intento no reprochar nada, si me atrevo a preguntarte cuando intento platicar contigo, es en busca de luz ante mi inmenso e interminable sufrimiento, ante todos mis miedos y mis angustias, (solía decirle a mi creador en aquellos años) en verdad no logro comprender nada de lo que nos tocó vivir, aunque intento en cada segundo "Aceptar " con humildad, confiando de que algún día todo pasará y tú nos permitirás "volver a casa" y todo esto habrá valido la pena.

Quizá entonces recibiré respuestas. ¿Porque nada se pudo señor? soñé con casarme, tener una familia común y corriente, y no se pudo.

Anhele tener un hijo y disfrutarlo al máximo en una vida común, y no se pudo.

Planeé mil actividades para Alex y para mí con el objetivo de poder disfrutarnos mutuamente y no se pudo.

Convencida de que el matrimonio no es para mí, nuevamente planeo formar una familia y vivir todos juntos en unión libre y de nuevo, no se pudo.

Todo lo que quiero hacer a mi manera, "no se puede", por lo tanto no me queda más que aceptar que seas tú quien tome el control de mi vida, que seas quien decida por mí, por nosotros, y creo que ahí decidí comprometerme, a seguir dejándome guiar por las señales.

He aprendido a vivir con ello, a aceptar tu voluntad, hoy lo acepto de nuevo señor (le dije a Dios con humildad) y aceptaré todo lo que mandes a mi vida sin renegar.

Pero preguntándome porque "no se pudo" quiero pensar que de algo peor me estas librando, ¿es así señor? Pregunte de nuevo.

Al poco tiempo mi hijo comienza a convulsionar, por si fuera poco que sea potador de autismo con disfasia mixta, asmático, y noctambulo, alérgico a muchos alimentos, llegaba algo más.

Como duele, desequilibra no entender, pero no había nada que entender, solo teníamos que aceptar, con tan poco crecimiento espiritual yo no terminaba de entender la vida, pero ante lo que se presentaba, un ángel terrenal me dijo, solo tenemos dos caminos, vivir dentro del amor lo que nos toca vivir o llenarnos de amargura y resentimiento por resignarnos en lugar de aceptar.

Obvio que yo decidí intentar vivir dentro del amor y aceptar la voluntad de la vida, porque en el fondo sabía que con la confianza plena en Dios, mi hijo y yo podíamos ser felices a pasear de todo.

Así que al final acepto de nuevo todo con amor y lo enfrento con entereza y valentía.

No puedo negar que ese proceso fue desgastante y totalmente devastador, me dio muchísimo trabajo reponerme, perder el miedo, soltar la culpa y continuar.

Cualquier ruido me alteraba porque la primera crisis fue tan fuerte que tanto mi mamá como yo dimos por perdido a Alex, mi pequeño hijo su puso morado, dejo de respirar demasiado tiempo, en mi angustia y desesperación, lloraba implorando a Dios que no me hiciera esto, por favor señor, no te lo lleves, sin saber de resucitación cardiopulmonar le di tres golpes en su pecho con todas mis fuerzas, varias veces, hasta que gracias a Dios Alex respiro de nuevo, los colores del rostro se tornaron naturales aunque él continuo privado, porque después de respirar, se desmayó de nuevo.

Lo lleve a la clínica más cercana, lo checo el neurólogo, mi hermana, mis sobrinos y mi pareja me acompañaron, Alex no nos reconocía, no sabía su nombre, creí que el retroceso era permanente y lo acepte con el alma destrozada.

Sé que mi Dios le permitió regresar, aun no sé porque, pero vivo agradeciendo la oportunidad de vivir el resto de mi existencia dedicada a lograr "una mejor calidad de vida, para Alex"

Ante la pérdida de información adquirida, (ya no sabía sumar, no recordaba nuestros nombres, su dirección, su fecha de cumple años) creí que teníamos que comenzar de cero y aunque eso me asustaba, de alguna manera yo estaba lista para seguir adelante y continuar la batalla, pero a Dios gracias, no fue así, afortunadamente para todos él se recuperó a la semana y todo volvió a la normalidad, dentro de nuestra vida autista, claro está. Extrañamente, Alex después de ese evento vascular se volvió más obediente y un poco más entendido

Comenzó a dormirse a las diez de la noche, como hasta la fecha y aunque las crisis convulsivas están controladas, ya son parte de nuestra vida.

Como sabrán, tratar de entender los mensaje de "Dios" no es fácil, a veces resulta imposible, hay que estar muy atentos a las señales y aceptar, la aceptación no trae resentimiento, la aceptación proporciona paz, así que yo "acepto" lo que mande a mi vida, de la mejor manera posible, sé que muchas veces el dolor será inevitable, que me invadirá el temor, pero también confió en que de la mano de Dios poder salir adelante será fácil, porque él me acompaña en cada paso que doy.

No tengo la vida que soñé, tengo la vida que me toco, y esta es lo mejor que me pudo pasar.

Hoy agradezco todo lo que vivo, pero más aun lo que no me tocó vivir. El trastorno autista, en mi hijo, no se cura, pero yo agradezco a Dios por el nuevo y renovado Alex, quien me identifica plenamente como madre, tiene algunas demostraciones de afecto y solicita mi presencia con más frecuencia.

Ya podemos interactuar, nos entendemos quizá de una forma muy peculiar pero es en verdad hermosa, él vive intentando comprender mi mundo y yo haciendo todo lo posible por sacarlo del suyo.

Les puedo afirmar que la vida no ha sido nada fácil, yo y mi familia hemos tenido que luchar muchísimo para lograr algunos avances en Alex, avances que valoramos como regalos del cielo. Después de años de batallas ante la lucha incansable e interminable contra "el trastorno autista" mis hermanos y sobrinos se apegan más a Alex, a mí, a mi madre y a mi pareja.

Ya nos permitimos algunas reuniones familiares y se hacen en casa para que todos podamos convivir pero principalmente para que Alex pueda estar, algunas veces salimos a algún restaurante, e incluso nos vamos de viaje.

El tiempo de convivencia de Alex con nosotros es breve, generalmente se va a su cuarto a ver sus películas de Dora o blue, porque a pesar de que en la actualidad su cuerpo ya es el de un adulto el sigue siendo un niño.

Es muy rutinario, pero a pesar de su disfasia (falta de comprensión) él intenta comprender todo lo que es de su interés. Alex es un joven noble y obediente (si no transgrede la dieta o se enferma) como todo ser humano, tiene momentos críticos y difíciles de manejar, cuando pierde el control de sus emociones (ingiere algo que no debe) o cuando siente dolor (no sabe expresarlo) se molesta, se golpea la frente con una fuerza increíble hasta llegar a lastimarse, esos momentos aún son muy dolorosos para mí, me duele verlo golpearse, trato de enseñarle a sustituir el golpe por aplausos y muchas veces funciona pero quizá sea algo que el necesita hacer, porque no termina de modificar esa actitud.

Una de las estrategias que manejo es apretar con mis dos manos todas las partes de su cuerpo, como para ayudarlo a poder sentirse (su umbral de dolor es muy alto).

Hay días que se sienta a llorar amargamente sin motivo aparente, te rompe el corazón en cuestión de segundos verlo así, porque te das cuenta de que le es imposible explicarte lo que siente, lo abrazo y lo consuelo y él solo me dice con su particular modo de hablar, "mama llorar", afortunadamente estos episodios cada vez son menos y los trato de manejar con serenidad, paciencia y amor.

Si tú tienes un hijo con autismo sé que te sientes sola, deja de sentirte víctima, de pensar que es injusto lo que te toco vivir, acepta y llénate de valor y fortaleza, entrega tu vida y la de tu ser querido a Dios. Los grados de autismo son diferentes en cada individuo, así que lo que le funciona a unos no necesariamente le sirven a otro, pero eso no debe desanimarte, quizá tu hijo, como el mío, no logrará volver a ser el mismo, hay que aprender a vivir con ello y enfocarnos a buscar una mejor calidad de vida para ofrecerles, ellos precisan amor, un trato digno, una entrega incondicional, entendimiento y sobre todo te necesitan a ti. Recuerda, ahí, muy cerca de ti debe haber algún familiar, amiga, conocida que no sabe aún que Dios le tiene una encomienda, la cual es ayudarte en tu enfrentamiento contra el autismo, identifica quien es el enviado de Dios y solicita su ayuda sin temor alguno porque está ahí para Ayudarte en todo lo que este a su alcance.

Dios jamás te deja sola, Aunque por nuestro sufrimiento lleguemos a pensar que sí.

Lo que nos tocó vivir es difícil, muy complicado pero considérate afortunada "Dios" te eligió a ti para cuidar de un ángel que solo viene a enseñarnos más sobre la espiritualidad. Cuando sientas que desfalleces mira a ver atrás, hay personas que sufren mucho más que nosotros, y siguen brindando lo mejor de ellas mismas, así que agradece, siempre agradece, lo que te toco vivir, pero más aun lo que no te toco.

Una de las cosas más importantes por hacer es empezar ya a suprimir de la dieta productos con gluten, caseína, colorantes y saborizantes artificiales. Durante dos semanas vas a retirarle solo una cosa, por ejemplo si le das algún tipo de galletas, retíraselas, solo eso le vas a quitar, recuerda que para él será difícil porque ya está acostumbrado a ingerir ciertos alimentos que quizá le hacen daño. Observa durante ese tiempo si hay algún cambio, por mínimo que sea, si hace menos ruido, si se altera menos, si ríe menos, cualquier cosa que pueda indicarte "mejoría". Todo lo que come pasara por el filtro de los quince días y la observación. Así el ingerirá solo productos que no le hacen daño. Esto no solo es por el gluten y la caseína, también porque muchas personas tenemos alergias alimenticias prácticamente imperceptibles pero que nos causan cambios negativos en el organismo, en el caso de mi hijo, él no me lo puede decir así que le realicé unos exámenes para saber a qué era alérgico, pero si no tenemos los recursos, la prueba de los 15 días y la observación son excelentes para darte cuenta que alimento lo altera.

Si no quieres pasar por este proceso y tienes los recursos económicos, ya hay en el mercado todo tipo de productos sin gluten ni caseína, hay galletas, leche, helado, harina, sopa, espagueti etc.

TE COMPARTO LO QUE AMI ME FUNCIONA:

1. Aceptación y confianza plena en Dios

2. amor incondicional

3. buscar ayuda (amigos, médicos, terapeutas),

4. mente abierta (para intentarlo todo)

5. Dieta sin gluten, caseína, colorantes y saborizantes artificiales (indispensable)

6. Interacción con personas "comunes" a medida de lo posible

7. Disciplina

8. terapias alternativas (socio, equino terapia, tomátis, Delfino terapia, terapias de lenguaje, de motricidad fina y gruesa, etc.)

9. suplementos alimenticios

10. Actividad física (media hora al día)

11. confianza plena en Dios (la principal)

12. dedicarte tiempo a ti, tú tienes que estar bien para poder llenarte de paciencia, tolerancia y fortaleza.

PALABRAS A MI HIJO:

Querido hijo, penetrar en tu silencio, poder llegar al fondo de tu corazón, poder ver a través de tus ojos, desde el mundo en el que estás, son cosas que jamás me serán concedidas.

Te pido perdón por no haberte podido brindar una estancia "común" en este mundo terrenal pero esa decisión no estaba en mis manos. La vida decide como tienen que ser las cosas y creo que tú lo sabes.

Nos corresponde a ti y a mi aceptar con amor, valentía y fortaleza lo que nos tocó vivir.

Te amo incondicionalmente y dedicaré mi vida entera, sin sacrificios, para buscar el modo de que puedas lograr disfrutar más tu experiencia terrenal, intento que sepas, que despertar cada día y saber que estas a mi lado, es un regalo del cielo.

El dedicar mi existencia para hacerte feliz y para lograr que seas más independiente, brindarte amor, seguridad, protección, bienestar, es un verdadero gusto, un privilegio para mí.

Gracias a ti sé lo que es tener una vida con propósito, tú eres y serás siempre mí "ángel terrenal", eres "mi gran maestro" y te agradezco por haberme dado la oportunidad de crecer mental y espiritualmente por el simple hecho de ser tu madre y la oportunidad de estar a tu lado en esta hermosa experiencia terrenal.

Pero agradezco más aún por abrir mi mente y lograr que donde veía yo desgracia, carencia, dolor, infelicidad, hoy solo visualice amor incondicional y agradecimiento.

Ahora en lugar de vivir preocupándome, simplemente me ocupo. Hoy sé que tú y yo nos elegimos para compartir esta vida y también estoy convencida que dentro de ti hay un ser de luz perfecto, que volverá a casa algún día completamente sano.

Seguiremos aprendiendo juntos, estaré atenta a las señales y guiaré tus pasos poniendo todo mi amor en cada decisión que tome.

Te pido mil disculpas si tu autismo en ocasiones borra de mi rostro una sonrisa, si pierdo de vez en cuando la paciencia y tolerancia, perdón por necesitar escaparme algunas veces de nuestras rutinas para poder darme un respiro y recargar pilas. Hago lo que puedo con todo mi amor, pero mi condición humana me hace ser vulnerable en muchas ocasiones.

El día más feliz de mi vida no solo fue cuando tú naciste, también cuando descubrí para que habías llegado al mundo, cada uno de nosotros en su experiencia terrenal tiene que ser como es, ni tu ni yo podemos dejar de ser quien en verdad somos, a pesar de todas las diferencias ambos somos iguales. ¡Gracias por ser y estar!, ¡Te amo!

www.ingramcontent.com/pod-product-compliance
Lightning Source LLC
Chambersburg PA
CBHW030450220526
45464CB00006B/2475